AF495706

Laboratoire de la clinique ophthalmologique de la faculté de médecine de Lyon

CONTRIBUTION A L'ÉTUDE

DE LA

SYPHILIS CORNÉENNE

Gomme de la Cornée

Par le Docteur

AMÉDÉE DENARIÉ

Ancien interne lauréat des Hôpitaux de Lyon et de la Maternité
(Prix Bonnet 1879)

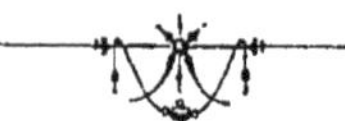

PARIS

Adrien DELAHAYE et Emile LECROSNIER, LIBRAIRES-ÉDITEURS
23, Place de l'Ecole de Médecine, 23

1883

CONTRIBUTION A L'ÉTUDE

DE LA

SYPHILIS CORNÉENNE

———

Gomme de la cornée

CONTRIBUTION A L'ÉTUDE

DE LA

SYPHILIS CORNÉENNE

Gomme de la Cornée

Par le Docteur

Amédée DENARIÉ

Ancien interne lauréat des Hôpitaux de Lyon et de la Maternité
(Prix Bonnet 1879)

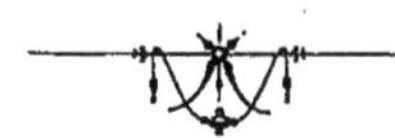

PARIS

Adrien DELAHAYE et Emile LECROSNIER, LIBRAIRES-ÉDITEURS

23, Place de l'Ecole de Médecine, 23

1883

et sont loin d'être admises par tous les auteurs. C'est ce qui nous a engagé à poursuivre les recherches que nous avions commencées lors de la publication de notre observation et à en faire le sujet de notre thèse inaugurale.

Le but de ce modeste travail est de tâcher de prouver que la syphilis acquise se manifeste quelquefois sur la cornée sous la forme de gommes pouvant être confondues, soit avec un abcès de cette membrane, soit avec une kératite parenchymateuse.

Jamais jusqu'à ce jour, à notre connaissance du moins, aucune autopsie de sujet atteint manifestement de kératite syphilitique n'avait été publiée. Nous serions heureux si l'examen anatomique qu'il nous a été donné de faire peut apporter quelques éléments nouveaux et utiles à cette question si intéressante de la syphilis cornéenne.

La première idée de ce travail revient à notre maître, M. le professeur Gayet. Nous nous faisons un devoir d'exprimer ici toute notre reconnaissance pour les savantes leçons qu'il nous a enseignées et pour la bienveillante sympathie qu'il nous a toujours témoignée.

Notre ami, le docteur Albert Masson, chef de clinique ophthalmologique, nous a aidé dans notre travail avec une complaisance dont nous sommes heureux de le remercier.

Nous tenons aussi à remercier nos excellents amis et collègues d'internat, MM. François Leclerc et Jaboulay, qui, par leur connaissance de l'allemand et de l'anglais, nous ont été d'un grand secours dans nos recherches bibliographiques.

DIVISION DU SUJET

Pour apporter plus de clarté dans l'exposition de notre sujet, nous l'avons divisé en quatre chapitres que nous avons répartis de la façon suivante :

Le premier chapitre est consacré à une étude historique et critique de la question de la kératite syphilitique et des opinions diverses qui ont été émises à ce sujet par les auteurs.

Dans le second, nous rapportons notre observation suivie de l'autopsie, et nous exposons les raisons qui nous ont fait croire à une gomme de la cornée.

Le troisième contient diverses observations dans lesquelles nous avons cru pouvoir reconnaître des cas de kératite gommeuse.

Enfin, dans le quatrième et dernier, nous reprenons la question au point de vue de la symptomalogie, du diagnostic, du pronostic et du traitement, et nous terminons par les conclusions.

CHAPITRE I

Historique.

L'histoire de la syphilis cornéenne n'est pas très ancienne. Ce fut Velpeau qui le premier accorda à la syphilis une action étiologique dans le développement de l'affection qu'il décrit sous le nom de *kératite chronique*. Il s'exprime ainsi à ce sujet : « Les individus qui ont eu souvent la syphilis et chez lesquels des symptômes consécutifs de cette maladie se sont manifestés à diverses reprises, qu'ils aient été traités ou non par le mercure, m'ont paru y être le plus sujets. »

En 1857, le chirurgien anglais Hutchinson décrivit, sous le nom de *kératite hérédo-syphilitique*, une forme spéciale de kératite interstitielle qu'il rattacha à la syphilis héréditaire. Il publia soixante-quatre cas de cette affection et il démontra qu'elle se présente avec des caractères particuliers, qu'elle s'accompagne d'un aspect général spécial et d'une déformation typique des dents, et enfin, qu'elle se développe chez des individus nés de parents syphilitiques.

Les conclusions du chirurgien anglais furent d'abord admises sans discussion : Stanley (1860), Haller (1861), Lawrence (1863), Calligo (1863), Watson (1864), Taylor (1866), publient des observations se rapportant à la kératite hérédo-syphilitique, et il faut arriver en 1867 pour trouver une opposition à ces idées.

Ce fut Mooren qui le premier refusa d'admettre les conclusions d'Hutchinson, et il les combattit dans une publication qui parut sous le titre d'*Observations ophthalmologiques*. Pour cet auteur, la syphilis héréditaire n'a aucune influence sur le développement de la kératite interstitielle et il n'y a pas de relation entre cette affection et la conformation particulière des dents, décrite par le chirurgien de Londres.

Plus tard, en 1871, Panas reprit la question dans le même sens. Il nia absolument l'action directe de l'intoxication vénérienne sur le tissu de la cornée. Dans une séance de la Société de chirurgie, il provoqua une discussion à propos de la kératite hérédo-syphilitique et il refusa à la syphilis toute influence sur le développement de cette kératite qu'il propose d'appeler *kératite cachectique*. Voici du reste, ses conclusions telles qu'on les lit dans le compte rendu de la séance de chirurgie.

« 1° L'origine syphilitique de la kératite diffuse décrite par Hutchinson sous le nom de kératite hérédo-syphilitique peut être mise en doute ;

« 2° La configuration anormale des dents est loin d'être constante, et, lorqu'elle existe, elle rappelle tout à fait ce que chacun sait des dents rachitiques ;

« 3° En définitive le nom de kératite *cachectique diffuse* est ce qui lui convient le mieux.

« 4° Enfin, le médicament qui semble exercer une action thérapeutique sur elle, serait l'iodure de potassium, à l'exclusion du mercure qui nous paraît d'autant plus contre indiqué qu'il s'agit ici d'un état cachectique. »

Un grand nombre de chirurgiens prirent part à la discussion, qui fut très animée et des plus intéressantes. Panas fut soutenu dans ses idées par Dolbeau, Perrin, Marjolin.

Demarquay, Giraud-Teulon et Giraldes furent au contraire, partisans des opinions d'Hutchinson.

Cette discussion de l'académie éveilla l'attention du monde savant. Depuis, l'influence de la syphilis sur le développement de la kératite interstitielle fut admise ou combattue par les différents auteurs qui étudièrent cette question et des thèses contradictoires furent soutenues sur ce sujet.

Jaoul (1871) dans une thèse qui a pour titre : « *De la kératite parenchymateuse* », cherche à démontrer que cette kératite « généralement de nature syphilitique, n'est qu'une des nombreuses manifestations de la syphilis constitutionnelle héréditaire. »

En 1875, deux thèses parurent à Paris sur la kératite interstitielle; dans l'une, soutenue par M. Le Dauphin, élève de M. Panas, les idées d'Hutchinson furent combattues. Dans l'autre au contraire, M. Desmaze publie une série d'observations de kératites, recueillies pour la plupart dans la clinique du docteur Galezowski. Il consacre la deuxième partie de son travail à l'étude étiologique de la question, et il croit que la syphilis acquise a une influence causale hors de toute contestation. Il reconnaît que la cornée est très rarement affectée, mais qu'on n'est pas en droit d'affirmer qu'elle n'est jamais affectée isolément ou séparément.

En 1876, Panas dans ses leçons sur les kératites soutient les mêmes idées qu'en 1871. La cornée, dit-il, présente une immunité absolue contre la syphilis et est respectée dans le cours d'une syphilis acquise.

En 1879, Laffite dans une thèse intitulée : « *De la kératite parenchymateuse* » refuse à la syphilis toute influence étiologique. Mais dans la même année, M. Lacombe soutint une thèse sur la « *Kératite interstitielle dans la syphilis acquise* » qui est des plus intéressantes à notre point de vue, car c'est une des premières qui étudie le rôle de la syphilis acquise dans l'étiologie des kératites : Jusqu'alors, à part toutefois la thèse de Desmaze, on s'était surtout occupé de la syphilis héréditaire. Nous aurons plusieurs fois à revenir dans le cours de cette étude sur le travail de M. Lacombe.

En 1881, Panas revient sur la question dans les *Archives d'ophthalmologie* et il n'est pas moins affirmatif que précédemment. Non seulement il nie l'influence de la syphilis héréditaire sur le développement de la kératite parenchymateuse, mais il appuie cette assertion sur le fait que la syphilis acquise, elle-même, ne présente jamais de manifestation sur la cornée. Nous nous permettrons de reproduire ici textuellement ce qu'il dit sur ce sujet : une opinion aussi affirmative de la part d'un maître tel que M. Panas prouve que la question n'est pas encore tranchée et expliquera pourquoi nous avons cru bien faire de choisir ce sujet pour notre thèse inaugurale. Voici dans quels termes s'exprime le savant professeur d'ophthalmologie : « Si la syphilis héréditaire montrait réellement tant d'affinité pour le tissu de la cornée, on devrait aussi voir la syphilis acquise s'attaquer souvent à cette membrane. Or, dans une pratique déjà longue, nous affirmons n'avoir jamais observé de kératite primitive de nature syphilitique, tandis que tous les ans on voit des iritis et des choroïdites se présenter dans notre service par centaines. Serait-ce que la syphilis héréditaire aurait d'autres caractères et une allure différente que la syphilis acquise ! En vérité, nul de ceux qui connaissent à fond l'étude de la syphilis ne pourrait soutenir une pareille hérésie. »

Fournier, dans ses leçons sur la syphilis (1881), n'est pas de l'avis de Panas ; il avoue, il est vrai, que la cornée n'est que rarement affectée par la syphilis acquise, mais il reconnaît l'existence d'une kératite d'origine syphilitique. Cet auteur avait déjà soutenu la même opinion dans ses leçons sur la syphilis chez la femme, parues en 1873.

Enfin, cette année même, une thèse remarquable vient d'être soutenue sur ce sujet, à Paris, par le docteur Couzon. Dans ce travail, intitulé : « *Contribution à l'étude de la kératite interstitielle dans la syphilis héréditaire et dans la syphilis acquise* », l'auteur admet, d'une façon absolue, l'influence causale de la syphilis sur la kératite interstitielle. Il soutient cette opinion en s'appuyant sur des faits cliniques incontestables, observés dans la clinique du docteur Parinaud.

En résumé, si l'on jette un rapide coup d'œil sur cet aperçu historique, on voit que l'histoire de [la syphilis cornéenne peut se diviser en trois périodes :

Dans la première qui s'arrête à Velpeau, on ne songe pas à rechercher s'il existe des manifestations de la syphilis sur la cornée ; ce fut le célèbre chirurgien qui, comme nous l'avons vu, appela le premier l'attention sur ce point dans le Dictionnaire en trente volumes.

A partir de Velpeau commence la deuxième période pendant laquelle l'étiologie syphilitique ne fut pas contestée. Follin, dans son *Traité de pathologie* (1861), Rollet, dans son *Traité des maladies vénériennes* (1865) font passer cette opinion dans le domaine classique. Pendant cette période, Hutchinson décrit la *Kératite-hérédo-syphilitique.*

Enfin, Mooren, en niant le rôle étiologique de la syphilis, marqua le début de la troisième période à partir de laquelle les opinions sur le sujet qui nous occupe furent partagées, et le désaccord dure encore actuellement entre les auteurs.

Le but de notre travail n'est pas de prouver que la syphilis peut avoir une influence sur le développement de certaines kératites ; nous considérons la question comme tranchée en faveur de l'affirmative et nous ne faisons en cela que nous conformer à l'opinion de notre savant maître, M. le professeur Gayet.

Ce que nous nous proposons de démontrer, c'est que les manifestations de la syphilis sur la cornée peuvent affecter une forme spéciale que l'on peut décrire sous le nom de Gomme de la cornée.

CHAPITRE II

Observation de Gomme de la Cornée. — Autopsie. — Discussion des faits.

OBSERVATION I.

Le malade, Jules V... entre dans la salle Saint-Charles, le 9 mai 1882 ; il est âgé de 34 ans et exerce la profession de cultivateur. C'est un homme fort, bien constitué, qui ne présente aucun symptôme de scrofule. Il a été atteint de la syphilis en 1870 et on peut observer sur le gland la cicatrice indélébile laissée par le chancre induré.

L'affection qui l'amène à l'hôpital a débuté quatre mois environ avant son entrée ; sans cause appréciable pour le malade, l'œil droit est devenu rouge ; en même temps il était le siège d'une photophobie et d'une cuisson assez vives. De plus, la vue se troubla progressivement : le malade apercevait tous les objets comme à travers un brouillard. Pendant les deux ou trois premiers mois, les symptômes douloureux n'étaient pas continuels ; ils ne se montraient environ que tous les deux ou trois jours et ils ne duraient que quelques heures seulement : mais depuis deux mois la vue s'est obscurcie d'une manière notable, et les autres symptômes, rougeur de l'œil, cuisson, photophobie sont devenus persistants et ont déterminé le malade à venir se faire soigner à l'Hôtel-Dieu.

Au moment de son entrée, on constate ce qui suit :

Rougeur inflammatoire de la conjonctive palpébrale, surtout au niveau de la paupière inférieure.

Le globe est vivement injecté, particulièrement dans la région périkératique; on aperçoit de nombreux vaisseaux qui se rendent à la périphérie de la cornée et qui sont beaucoup plus abondants en dedans et en dehors ; à la partie interne se trouvent quelques petites papules de coloration jaunâtre. Enfin on constate une invasion assez nette des vaisseaux de l'épisclère sur la cornée.

Cette membrane est louche, dans les trois quarts inférieurs se trouve une opacité présentant une coloration d'un gris sale, jaunâtre et sur laquelle on remarque une légère vascularisation. Les bords de cette opacité ne sont pas nettement limités ; ils se terminent au contraire d'une façon diffuse. Elle a une forme à peu près arrondie et son bord inférieur arrive jusque sur le limbe ; la surface au niveau de la lésion n'est ni dépolie ni déformée.

L'iris du côté sain est bleu ; du côté droit on l'aperçoit assez difficilement à travers la portion de la cornée restée transparente. On peut constater qu'il a pris une coloration légèrement jaunâtre, louche. La pupille est petite, paresseuse, probablement par suite de synechies postérieures. (Nous remarquerons à ce propos, qu'à plusieurs reprises on s'est étonné de voir des lésions aussi peu importantes du côté de l'iris, étant données les lésions cornéennes.)

L'acuité de l'œil droit n'est que de 1/60 (échelle de Monoyer); celle de l'œil gauche est normale.

En présence de ces symptômes, M. le professeur Gayet porte le diagnostic d'irido-kératite parenchymateuse de nature syphilitique et il prescrit le traitement suivant : iodure de potassium, 1 gramme, instillations d'atropine toutes les deux heures; vésicatoire à la nuque.

Du 10 au 19 mai les symptômes oculaires restent à peu près les mêmes, et l'iodure de potassium est porté progressivement jusqu'à 2 grammes 50.

Le 20 mai, le malade se plaint d'être fatigué; il accuse des symptômes d'embarras gastrique : pesanteur à l'estomac, inappétence, lourdeur de tête. Il présente de plus, un état d'abattement assez prononcé, rappelant celui que l'on remarque souvent dans les prodromes de la fièvre typhoïde. La fièvre et les symptômes abdominaux font complètement défaut. On attribue cet état à l'iodure de potassium et on le supprime.

22 mai. — Le malade présente les mêmes symptômes; langue très sale : on prescrit de l'ipéca.

23 mai. — Même état, anorexie absolue; apyrexie. Ce qui frappe surtout, c'est l'état d'hébétude et d'abattement profond dans lequel se trouve le malade; c'est à peine si l'on peut obtenir de lui quelques réponses qui arrivent longtemps après la question et qui sont prononcées lentement et d'une voix éteinte; stimulants, thé ou rhum, vésicatoire à la nuque.

24 mai. — Le malade est mort dans la nuit. La mort est arrivée assez rapidement, sans s'accompagner d'aucun symptôme nouveau.

Autopsie. — Le 25 mai, on procède à l'autopsie, vingt-quatre heures après la mort; on ne trouve rien dans les viscères abdominaux; rien au cœur; un peu de congestion pulmonaire; sang très noir.

C'est du côté du cerveau que se trouvent toutes les lésions : les enveloppes cérébrales ne présentent rien de particulier à noter. Toutefois, au niveau du lobe frontal de l'hémisphère droit, on remarque sur la dure-mère, une coloration légèrement grisâtre due à une gomme suppurée, vue par transparence. A ce niveau, se trouve une légère dépression et on perçoit par le toucher une fluctuation manifeste. La dure-mère enlevée, on voit sur la surface de l'hémisphère droit deux gommes superficielles se présentant sous la forme d'une bouillie visqueuse d'un blanc sale, légèrement rosé. La plus grosse, du volume d'une noix environ, est située à l'extrémité supérieure de la première et de la deuxième circonvolution frontale ; l'autre, plus petite, de la grosseur d'une petite noisette, se trouve au point culminant de la pariétale ascendante Après avoir pratiqué sur les hémisphères cérébaux et sur le cervelet des coupes parallèles, nous avons trouvé de nombreuses gommes réparties de la façon suivante :

Hémisphère droit. — Cet hémisphère présente les deux gommes superficielles que nous avons déjà signalées, et trois autres : l'une, placée profondément vers le milieu du lobe pariétal, au-dessus de la scissure de sylvius, et deux situées à la partie postéro-inférieure du lobe occipital.

Hémisphère gauche. — On y trouve : une grosse gomme au centre du lobe frontal ; une autre, petite, profonde dans la pariétale ascendante ; une troisième dans la pariétale inférieure.

Cervelet. — Il contenait deux gommes : une médiane sur le vermis et une dans l'hémisphère droit.

Toutes ces gommes, arrivées à la période de ramollissement et présentant l'aspect décrit plus haut, étaient d'une grosseur variant entre celle d'une petite noix et d'un gros pois.

Examen de l'œil. — L'œil malade énucléé avec soin, est placé dans du liquide de Müller. Après deux mois de macération dans ce liquide, on pratique sur cet organe une section verticale suivant un plan passant par le milieu du nerf optique et de la cornée.

Cornée. — Examinée sur sa tranche, [cette membrane présentait un épaississement blanchâtre, paraissant faire saillie du côté de la chambre antérieure. Ceci a donné l'idée de la détacher de la pièce pour l'examiner immédiatement dans son ensemble : la moitié ainsi obtenue, mise dans un verre de montre, la face postérieure en haut, présente un système de plicatures rayonnant de la périphérie au centre. Dans cette région apparaît un épaississement d'une teinte blanc jaunâtre, ayant un peu la forme d'un croissant, et à la surface duquel les plis sont comme froissés sans direction principale; c'est vers cette plaque que rayonnent tous les autres plis.

Iris. — L'iris est d'une teinte bleu pâle ; il est peu pigmenté et ses deux zones, centrale et périphérique, ne présentent pas de très grandes différences dans leur structure. Les faisceaux iriens se dessinent très nettement en blanc.

Quelques-uns d'entre eux, vers le limbe, semblent former des saillies prismatiques et doivent représenter quelques fibres du ligament pectiné.

Sur la tranche de la coupe totale où la cornée n'a pas été enlevée, on remarque : 1ᵘ Un envahissement notable de l'épisclère de deux ou trois millimètres environ; 2° Une soudure manifeste de l'angle irien à la face postérieure de la cornée ; 3° Au niveau de la plaque postérieure on voit le tissu cornéen gonflé par une masse blanchâtre, dont le niveau dépasse celui de la face interne de la membrane, et qui s'infiltre, mais peu profondément, dans son épaisseur. Une chose remarquable, c'est qu'à un grossissement de cinq diamètres environ, on reconnaît un soulèvement évident de la membrane vitreuse.

En face de cette région, on voit la pupille adhérente à la capsule antérieure par trois synéchies, dont une très large.

Examen microscopique. — Cet examen a été fait avec soin et contrôlé par notre chef de service. Il montre que la tache jaune qui tapisse la face postérieure de la cornée et qui la rendait opaque, est formée aux dépens des lames postérieures, par une énorme invasion de leucocytes qui, cheminant à travers la couche profonde, sont venus s'accumuler au-dessous de la membrane de Descemet qui est décollée et soulevée. Chose remarquable, l'endothélium de revêtement de cette membrane paraît sain dans la partie décollée.

L'iris et les procès ne paraissent guère intéressés dans la lésion ; ils sont semés de leucocytes migrateurs, mais en petit nombre.

La choroïde est saine, ainsi que la rétine ; toutefois, sur cette dernière les bâtonnets ont disparu à cause de la macération cadavérique.

La pupille aussi est normale ; pas d'infiltrats dans la gaine, malgré la quantité de gommes cérébrales dont le malade est mort.

Les faits révélés par cette observation et par l'examen anatomique nous autorisent à penser que nous avons affaire là, à une gomme de la cornée, et c'est ce que nous allons essayer de prouver.

Plusieurs raisons militent en faveur de cette opinion, raisons tirées, soit de l'observation clinique, soit de l'anatomie pathologique ; examinons d'abord les premières.

Discussion des symptômes cliniques

Le malade qui fait le sujet de notre observation est un homme qui est évidemment syphilitique : non seulement il l'avoue, mais nous avons pu constater la trace indélébile de son chancre. A part sa syphilis, il est robuste, fort, bien constitué et ne présente aucun symptômes pouvant se rattacher à la scrofule.

L'apparition de sa syphilis remonte à onze ans avant le début de son affection oculaire : c'est en 1870 qu'a eu lieu l'accident primitif; il est donc dans la période des accidents tertiaires.

Cet homme se présente à notre examen avec une maladie de la cornée qui ne se rattache d'une façon absolue à aucune lésion cornéenne classique.

En ne considérant que les symptômes physiques, sans tenir compte des lésions concomitantes de l'iris, de la marche de l'affection, des caractères inflammatoires, on pourrait à la rigueur penser à un abcès de la cornée. On se trouve, en effet, en présence d'une opacité présentant une coloration d'un gris sale, jaunâtre, de forme à peu près arrondie, située à la partie déclive. Ce sont à peu près les signes objectifs fournis par une collection purulente contenue dans l'épaisseur de la membrane transparente. Nous avons observé de plus de la douleur, du larmoiement, de la photophobie et des symptômes inflammatoires. Ces derniers signes sont peu accusés, il est vrai, mais il est évident que dans certains cas ils peuvent venir compliquer le diagnostic.

Parmi les abcès de la cornée, il est une forme surtout avec laquelle on pourrait peut-être confondre l'affection que nous avons observée, c'est celle que les auteurs ont décrite sous le nom d'*abcès asthéniques* ou *indolents*. Mais on sait que ces abcès se rencontrent chez les sujets chétifs et scrofuleux, et généralement sur de jeunes enfants au-dessous de huit ans. Ce n'était pas le cas chez notre malade que nous avons dit être un sujet robuste et bien constitué. De plus, ces abcès se présentent avec des caractères particuliers distinctifs : ils s'étendent plutôt à la surface qu'en profondeur et ils ont une tendance remarquable à l'extension de la destruction suppurative qui aboutit presque toujours à l'ulcération. Nous ne parlons pas ici des cas nettement caractérisés où la destruction rapide de la cornée et son insensibilité complète ont valu à cette maladie le nom d'ophthalmie neuro-paralytique.

Quant à la confusion avec un *abcès aigu*, nous la considérons comme à peu près impossible. La kératite suppurative sthénique se distingue par une marche aiguë, des symptômes inflammatoires violents, une photophobie et un larmoiement intenses, des névralgies ciliaires nocturnes ; elle s'accompagne toujours d'iritis et fréquemment d'hypopion, et enfin elle marche habituellement à l'ulcération par ouverture de l'abcès. Aucun de ces symptômes ne se retrouve dans l'affection que nous avons décrite et le diagnostic différentiel est facile.

Nous avons tenu à faire ressortir les rapprochements qui existent, surtout au point de vue physique,
entre notre lésion et un abcès de la cornée, car,
nous croyons que c'est là un des signes qui serviront à
distinguer de la kératite interstitielle classique, ce que
nous décrirons sous le nom de Gomme de la cornée.

L'affection cornéenne qui fait le sujet de notre
observation n'est pas une kératite suppurative : nous
croyons l'avoir suffisamment démontré. En présence
de quelle affection nous trouvons nous donc ? Dans
quelle genre de kératite devons-nous classer celle de
notre malade ?

Si nous examinons les symptômes qui ont été
observés, nous voyons qu'ils se rapportent en grande
partie aux symptômes classiques de la kératite parenchymateuse, et c'est en effet la diagnostic qui fut porté
par notre chef de service et inscrit sur la feuille du
malade : irido-kératite parenchymateuse syphilitique. Nous ne prétendons pas en effet avoir découvert
une nouvelle affection ; évidemment tous les auteurs
qui se sont occupés de la kératite syphilitique avaient
observé des affections semblables à la nôtre. Mais
ils les avaient décrites, les uns comme une variété,
les autres comme une complication de la kératite parenchymateuse.

Pour nous qui avons pu ajouter les renseignements
fournis par l'autopsie à l'étude des faits cliniques,
nous croyons pouvoir affirmer qu'il y a là plus qu'une
variété de kératite parenchymateuse, et qu'on se
trouve en présence d'une forme clinique spéciale,
assez bien caractérisée pour pouvoir être décrite à
part, sous le nom de Gomme de la cornée.

Avant de passer à la discussion de l'anatomie pathologique, nous nous permettrons de rapporter ici diverses descriptions de kératites parenchymateuses *syphilitiques*, données par les principaux auteurs qui se sont occupés de la question. On pourra voir que toutes ces descriptions se rapportent avec assez d'exactitude au type que nous avons observé.

Rollet dit en parlant des manifestations de la syphilis sur l'œil : « La cornée paraît n'être pas à l'abri de ces altérations, et l'on a décrit comme syphilitiques les kératites rebelles, chroniques, *caractérisées par des dépôts plastiques interstitiels, plus ou moins épais*. Cette affection serait un *symptôme tardif* de la maladie. »

Dans son *Traité de Pathologie externe*, Follin, à propos des lésions syphilitiques des yeux, donne une description qui se rapporte parfaitement à la gomme cornéenne. Il s'exprime ainsi : « La cornée est quelquefois atteinte, et cette forme de kératite tenace, chronique, se manifeste surtout à une *époque avancée* de la syphilis par des *dépôts plastiques* plus ou moins épais dans le tissu de la membrane. »

Desmazes dans sa thèse sur la *Kératite interstitielle*, dit : « le plus souvent quand la kératite est sous la dépendance de la syphilis acquise, elle se montre d'un seul côté. La photophobie est légère quand il n'y a pas de complication d'iritis. Ces kératites secondaires troublent considérablement la vue, et si elles ne sont pas combattues par un traitement rapide et énergique, elles paraissent aboutir à des *opacités définitives* plus fréquemment que lorsque cette affection reconnaît d'autres causes. »

Une description qui est presque absolument conforme à ce que nous avons observé nous-même, c'est celle que nous avons trouvée dans la thèse du docteur Lacombe déjà citée à propos de l'historique. Dans ce travail remarquable, le docteur Lacombe, après avoir étudié successivement les différentes formes de kératites syphilitiques, arrive à une variété qu'il appelle :

Variété de kératite interstitielle avec *dépôts blancs simulant un abcès.* » Voici comment il décrit cette lésion : « La kératite interstitielle syphilitique ne se présente pas toujours sous la même forme ni ave ces mêmes allures ; dans des cas, extrêmement rares à la vérité, l'affection semble prendre, dès le début, une forme aiguë ; des douleurs sourdes, gravatives dans l'œil, accompagnées d'une injection périkératique intense, font soupçonner un début d'iritis ; à un examen attentif on ne tarde pas à apercevoir une infiltration opaline type dans l'épaisseur de la cornée, tandis que l'iris ne présente aucune trace d'inflammation, que la pupille est régulière et se dilate normalement. Deux ou trois jours après, on trouve au centre même de cette infiltration une tache plus opaque, un dépôt plastique blanchâtre, épais, simulant un abcès cornéen. Il faut être prévenu de l'erreur facile à commettre, parce qu'on perdrait son temps à essayer des antiphlogistiques, tandis que le traitement mixte antisyphilitique triomphera de ces dépôts comme de l'infiltration opaline qui les entoure. » Plus loin, après avoir dit que la kératite interstitielle syphilitique avait son maximum de fréquence dans les deux ou trois premières années de l'affection constitutionnelle, le même auteur ajoute cette phrase caractéristique : « On peut cependant l'observer à la période des accidents tertiaires, et alors, c'est plutôt sous la forme de dépôts plastiques, blanchâtres, simulant des abcès. »

Fournier décrit deux formes de kératite syphilitique : la kératite diffuse et la kératite ponctuée. Nous ne retiendrons que ce qu'il dit de la kératite diffuse : « La première, dit-il, se caractérise ainsi : injection oculaire très accentuée — douleurs assez vives — larmoiement — photophobie toujours intense ; aspect d'abord simplement troublé et nuageux de la cornée, puis production sur un ou plusieurs points de cette membrane de véritabls taches opalines, diffuses, variables d'étendue, lesquelles deviennent de plus en plus opaques et dérobent complètement à l'inspection la partie correspondante de la pupille et de l'iris. Si l'affection n'est pas enrayée dans sa marche, cette opacité partielle de la cornée ne fait que s'exagérer encore, pour devenir mate et blanchâtre. Exceptionnellement de petites papules ou papulo-vésicules hémisphériques, du volume d'une demi tête d'épingle peuvent se former à la circonférence de la cornée. »

Enfin, nous lisons dans la thèse de M. Couzon les lignes suivantes : « Nous avons observé à la clinique du docteur Parinaud, un fait de ce genre : Au milieu d'une fine ponctuation, visible seulement à l'éclairage oblique, on apercevait cinq taches blanches, crayeuses, de la grosseur d'un grain de riz, *et semblables à des abcès profonds de la cornée.* Cette infiltration singulière, ainsi que nous avons l'occasion de le dire plus loin, tenait à une syphilis acquise : elle a guéri rapidement par le traitement spécifique. »

Nous avons été frappé en lisant ces différents auteurs des rapprochements vraiment remarquables que l'on peut faire entre les phénomènes qu'ils décrivent et l'affection que nous avons observée chez notre malade, et nous nous croyons autorisé à penser que ces dépôts plastiques plus ou moins épais, ces opacités définitives, ces dépôts blancs simulant un abcès, ne sont autre chose que des gommes de la cornée.

Discussion des faits anatomiques

Les renseignements fournis par l'autopsie de notre malade sont des plus importants, et c'est surtout sur eux que nous nous basons pour affirmer les gommes de la cornée. Jusqu'à présent, aucune autopsie de sujet atteint manifestement de kératite syphilitique n'avait été publiée et c'est ce qui explique que les auteurs, qui ont cependant décrit les faits cliniques, n'ont pas pu en faire une affection distincte.

Toutes les descriptions classiques de l'anatomie pathologique de la kératite interstitielle sont faites d'après le cas publié par Virchow dans sa *pathologie cellulaire*. Voici en quelques mots les caractères décrits par cet auteur : La cornée examinée à l'œil nu présentait, sur une coupe dirigée perpendiculairement à sa surface, une opacité sous forme de bandelette, limitée et plus rapprochée de la face postérieure que de la face antérieure. En examinant cette partie opaque au microscope, on y trouvait des cellules étoilées, gonflées, augmentées de volume et moins transparentes ; quelques-unes étaient remplies de noyaux ayant subi la dégénérescence graisseuse.

Dans la description de Virchow, comme le fait très bien remarquer M. Gayet dans son article du dictionnaire de Dechambre sur la cornée, la substance fondamentale reste absolument intacte.

Plus tard, de nouvelles recherches sont faites, et Sœmisch dans son traité, nous montre une figure dans laquelle on voit des cellules lymphoïdes infiltrées entre les lames du tissu cornéen, mais sans que ce tissu soit détruit.

Ces descriptions ne ressemblent en rien à ce que nous avons vu sur la cornée du malade qui a fait le sujet de notre observation. Dans notre cas, les leucocytes forment un amas compact, au milieu duquel le tissu cornéen est détruit. Nous allons essayer de prouver qne nous sommes bien là en présence d'une gomme. Et d'abord, est-il permis d'admettre la possibilité du développement d'une gomme dans le tissu cornéen ? Evidement oui.

On sait que la tumeur gommeuse, qui est la lésion par excellence de la syphilis tertiaire, se développe exclusivement dans la trame du tissu conjonctif, quelles que soient les modifications de forme que ce tissu ait subies : derme, hypoderme, tissu conjonctif souscutané, périoste, tissu conjonctif de tous les organes, etc. Or on sait aussi que le tissu cornéen, n'est pas autre chose qu'une transformation du tissu fibreux. Ce

fait a été dernièrement mis en lumière d'une façon
évidente par notre ami le docteur Eloui dans sa thèse
remarquable sur la cornée (Lyon 1880). Nous ne
saurions mieux faire que de citer textuellement ce qu'il
dit à ce sujet (Page 25) : La cornée transparente, con-
sidérée au point de vue de la morphologie générale,
fait partie du *systéme fibreux* qui constitue le squelette
de l'œil. La continuité de la sclérotique avec la cornée
transparente, évidente au premier coup d'œil, montre qu'il s'agit ici d'une portion du tissu fibreux sclérotical qui s'est modifié, pour s'adapter à des fonc-
tions spéciales. »

On est donc absolument autorisé à admettre la
possibilité du développement d'une tumeur gommeuse dans la trame cornéenne ; il n'y a aucune
raison pour supposer que la cornée doive être à l'abri
des gommes plutôt que tout autre forme de tissu
conjonctif.

Il ne nous reste donc plus qu'à prouver que ce que
nous avons observé était bien une tumeur gommeuse.

Et d'abord, qu'est-ce qu'une gomme, quels sont les
caractères anatomiques de cette affection ?

Au point de vue anatomo-pathologique, la description de la gomme se confond avec celle du tubercule :
les auteurs qui l'étudièrent, Lebert, Verneuil,
Robin, n'y découvrirent aucuns éléments cellulaires
spéciaux. Ch. Robin la considère comme caractérisée
par quatre-vingts pour cent de cytoblastions, et les
idées de ce célèbre histologiste furent publiées dans
la thèse de Van Oordt. On sait maintenant, depuis les
travaux de Cornil et Ranvier, que les cytoblastions

décrits par Robin, ne sont autre chose que des cellules embryonnaires gênées dans leur développement lorsqu'elles sont très nombreuses et pressées, ou ces mêmes cellules en voie d'atrophie.

Virchow, Lancereaux, Cornil et Ranvier ont traité la question dans le même sens, et voici, d'après l'état actuel de la science, la description d'une tumeur gommeuse.

Les gommes sont des tumeurs d'un volume variable, fondues avec les tissus voisins; leurs caractères fondamentaux sont les mêmes, quel que soit leur siège, et on peut décrire trois phases dans leur évolution : phase de crudité, phase de ramollissement et phase de réparation.

Phase de crudité. — Les faisceaux conjonctifs de la périphérie de la tumeur sont séparés par des rangées de cellules rondes embryonnaires, et à mesure que l'on observe la profondeur de la tumeur, on voit ces faisceaux, isolés de plus en plus, finir par être complètement séparés et étouffés au milieu des leucocytes.

Phase de ramollissement. — Les faisceaux de fibres conjonctives, dans l'épaisseur desquels s'étaient accumulées des cellules rondes se dissocient et laissent en liberté les cellules qui deviennent mobiles, ce qui fait que la tumeur passe de l'état solide à l'état liquide. A cette période, on voit les éléments cellulaires, surtout ceux qui sont situés au centre de la tumeur, devenir granulo-graisseux.

Phase de réparation. — Elle consiste dans un simple bourgeonnement du tissu conjonctif situé à la périphérie de la gomme qui s'est vidée à l'extérieur, et la cavité est en général rapidement comblée. Cette terminaison n'est pas constante; les gommes peuvent se résorber lorsqu'elles sont liquéfiées, sans s'ouvrir à l'extérieur; d'autres disparaissent et se fondent pendant leur phase de crudité.

Tous ces caractères que nous venons de décrire se rencontrent exactement dans la lésion que nous avons observée sur la cornée de notre malade. Il suffit, pour s'en convaincre, de jeter les yeux sur la figure que nous avons dessinée et qui est la reproduction exacte de ce que nous avons vu. Voici du reste un tableau qui rendra la démonstration plus évidente encore s'il est possible.

GOMMES	LÉSION OBSERVÉE. *(Voir fig.* 2).
Les faisceaux conjonctifs de la périphérie sont séparés par des rangées de cellules embryonnaires.	A. — Lames cornéennes séparées par des rangées de cellules embryonnaires.
Les faisceaux, isolés de plus en plus, finissent par être complètement séparés et étouffés, et disparaissent.	B. — Lames cornéennes isolées au milieu des leucocytes. — C. — Leucocytes au milieu desquels on ne rencontre plus de traces de tissu cornéen.
Les éléments cellulaires situés au centre deviennent granulo-graisseux.	D. — Éléments cellulaires ayant subi la dégénérescence graisseuse

CHAPITRE III

Observations diverses de cas pouvant être considérés comme ayant été des Gommes de la cornée.

Nous avons exposé dans le chapitre précédent les raisons qui nous ont engagé à considérer l'affection que nous avons observée chez le malade Jules V., comme une gomme de la cornée. Parmi ces raisons, les plus importantes sont tirées de l'examen histologique.

Nous l'avons déjà dit, jamais, à notre connaissance, aucun examen anatomique de cornée atteinte de kératite syphilitique n'a été pratiqué ou du moins publié ; nos recherches à ce sujet sont restées absolument stériles ; mais il n'en est pas de même pour les faits cliniques. Nous avons vu que plusieurs auteurs avaient décrit des symptômes se rapprochant assez exactement de ce que nous avons observé chez notre malade. Nous avons naturellement été amené à faire des recherches parmi les observations de kératites syphilitiques, publiées jusqu'à ce jour, et nous avons choisi celles qui nous ont paru pouvoir être considérées comme se rattachant à des cas de gommes de la cornée.

On comprendra que les symptômes qui y sont décrits ne cadrent pas toujours exactement avec ceux que nous donnons nous-mêmes, comme formant la symptomatologie des tumeurs gommeuses de la membrane transparente. Ces observations, en effet, n'ont pas été prises dans le sens qui nous occupe. Mais cette circonstance elle-même donnera peut-être plus de valeur aux faits observés, en écartant la possibilité de tout espèce de parti-pris de la part des observateurs.

Nous ferons suivre chaque observation de la discussion des faits qui y sont relatés.

OBSERVATION II

Cette observation a été publiée dans la thèse du docteur Couzomb.

Mme Pot...., 37 ans, se présente à la clinique du docteur Parinaud, le 11 janvier 1883.

On constate dans l'œil gauche une infiltration parenchymateuse, se présentant sous la forme de taches blanches, dont cinq ont le volume d'un grain de riz. Il y en a de plus petites répandues dans toute l'épaisseur de la cornée, dont la substance n'offre pas l'opacification diffuse de la kératite interstitielle ordinaire. La plupart des taches occupent les parties profondes de la cornée, quelques-unes cependant sont assez superficielles, ainsi qu'on le constate à l'éclairage oblique.

Pas d'ulcération ni de desquamation trop prononcées de la surface cornéenne. L'iris se dilate bien par l'atropine, pas de synechies.

Injection périkératique insignifiante. Douleurs assez vives depuis huit jours.

Le trouble de la vue a débuté dans cet œil, il y a quatre mois.

On éclaire difficilement le fond de l'œil. L'œil droit présente une seule tache semblable à celle de l'œil gauche, sans iritis.

La syphilis est avérée ici : Le mari de la malade avoue avoir eu la syphilis il y a quelques années. Sa femme nous raconte que depuis deux ans elle a de grands maux de tête, surtout la nuit, des maux de gorge, qu'elle a perdu ses cheveux, qu'elle a eu des boutons sur le corps et principalement sur le ventre ; elle se résigne à nous en montrer les cicatrices ; elles sont typiques, déprimées, lissées, légèrement teintées sur les bords et arrangées en bouquet ou plutôt en croissant au-dessus du pubis. Elles témoignent d'une syphilis déjà ancienne.

M. Parinaud lui donne alternativement du sirop de Gibert et de l'iodure de potassium. Après deux mois de traitement, la kératite interstitielle a guéri sans laisser aucune trace.

Le 16 mai, la malade revient à la clinique pour de nouveaux troubles de la vue. Il ne s'agit plus de sa kératite qui est parfaitement guérie, mais d'une choroïdite spécifique double, très caractéristique de la diathèse et plus prononcée à gauche.

On la soumet à l'iodure de potassium et aux frictions mercurielles.

RÉFLEXIONS

Cette observation nous montre une malade chez laquelle la syphilis est avérée et date de plusieurs années ; les accidents syphilitiques, qui sont décrits dans l'observation, nous permettent de conclure que l'affection spécifique était dans la période tertiaire au moment où la malade fut atteinte de son affection cornéenne. Cette affection se manifeste par des symptômes tout à fait caractéristiques qui attirent l'attention du docteur Couzomb : voici ce qu'il dit à ce sujet : « Cette observation est intéressante à plusieurs titres : l'infiltration *en grosses taches semblables à des abcès*, — l'absence de vascularisation, — l'absence d'iritis. Elle nous montre aussi la syphilis attaquant sans merci l'organe de la vision. » Pour nous, cette observation est concluante : ces grosses taches ressemblant à des abcès, survenant chez un syphilitique à la période tertiaire ne sont autre chose que des gommes de la cornée.

OBSERVATION III

Cette observation a été tirée d'un article sur les gommes de la sclérotique, publié par M. Charles Higgens, chirurgien oculiste de Guy s'hospital, professeur d'ophthalmologie à l'Ecole de Médecine (*British Medical journal*, 10 février 1883.)

Mary Ann. L.., âgée de 27 ans, fût traitée une première fois, du 11 juin 1881 jusqu'au milieu d'octobre. Quand nous la vîmes à ce moment, la maladie existait depuis neuf mois ; la malade s'était traitée elle-même pendant quelque temps. La conjonctive de l'œil droit était congestionnée dans toute son étendue, mais avec plus d'intensité dans les deux tiers externes de cet œil. Là étaient trois larges tumeurs; la plus volumineuse siégeait au niveau de l'insertion du muscle droit externe; quant aux deux autres, elles étaient placées l'une au-dessus de l'autre, la supérieure étant la plus étendue. Le tout ressemblait à un staphylome siégeant aux environs de l'équateur. Il y avait un peu d'iritis; la vision était légèrement diminuée; la tumeur du globe normale. Le diagnostic porté fut « *Tumeur ?* » On prescrivit le traitement suivant : instillation d'atropine, iodure de potassium, vésicatoire à la tempe.

Le 22 juin, les tumeurs avaient grossi; on ordonna une pilule de mercure et d'opium trois fois par jour.

Le 25, la malade éprouva dans l'œil une violente douleur qui l'empêcha de dormir la nuit : on lui prescrivit une pilule d'opium à prendre au moment de se coucher.

Le 6 juillet, la tumeur la plus élevée avait disparu et les autres avaient diminué; les gencives étaient irritées.

Le 20 juillet, pas d'amélioration : les gencives étaient encore très douloureuses ; le mercure fut suspendu.

Le 23, on ordonne de nouveau l'iodure de potassium.

Le 3 août, l'iodure est suspendu : la malade ne peut le supporter. On ordonne à la place du fer dyalisé.

Le 6 août, les tumeurs avaient augmenté d'étendue. La plus inférieure fut ponctionnée, mais il ne s'écoula que du sang.

Le 10 août, la tumeur que l'on avait ouverte était plus étendue que les autres ; quelques jours après, un ulcère s'était formé au niveau de la ponction.

Le 20, les tumeurs avaient acquis un volume considérable, et la douleur était si forte que la malade réclamait avec instance une intervention; la vue n'avait pas baissé. Il fut convenu qu'on l'anesthésierait et qu'on enlèverait les tumeurs.

Le 30 août, on pratique l'anesthésie (mélange de chloroforme et d'éther). Mais la malade opposa une si vive résistance à la première inhalation qu'elle fut congédiée.

On la perdit de vue jusqu'au 10 septembre; à ce moment, elle souffrait beaucoup et les tumeurs étaient plus étendues que jamais : on ordonna de l'iodure de potassium, des sangsues à la tempe et de l'opium pour la nuit.

Le 14 septembre, le docteur Brailey ordonne un purgatif mercuriel; l'œil fut bandé avec un linge trempé dans une solution de belladone, et on fit des frictions belladonées autour du front. On continue l'iodure.

Quinze jours après, amélioration marquée, et au bout de trois autres semaines, guérison. Trois mois après, le 1er janvier 1881, la malade revint pour une kératite interstitielle de l'œil droit. En mai, l'œil gauche se prit à son tour. Elle fut soumise au même traitement pendant plusieurs mois et guérit complètement.

RÉFLEXIONS

A première vue, cette observation ne paraît pas se rattacher à la question que nous traitons. Le cas fut publié par M. Higgens sous le nom de gomme de la sclérotique, et voici du reste ce qu'il dit à ce sujet dans son article : « Le premier cas (c'est celui que nous relatons) a déjà été publié *(British medical journal*, 23 oct. 1880); mais au moment de cette publication, je n'avais pas reconnu la véritable nature de la maladie, et je l'avais appelée — *un cas inusité d'épisclérite*;—je suis redevable à M. Nettleship qui avait traité la malade avant moi, de l'exactitude du diagnostic. » Plus loin il ajoute : « Sous l'influence d'un traitement par l'iodure de potassium, les yeux s'améliorèrent, et vers le milieu d'octobre ils étaient entièrement guéris. La vision était normale; plus tard, en janvier 1881, la malade reprit le même traitement

pour une kératite interstitielle *intense* des deux yeux,
qui guérirent définitivement avec un léger nuage su r
la cornée. »

La malade qui a fait le sujet de l'observation, a donc
présenté une gomme de la sclérotique ; le diagnostic
est avéré, ou du moins nous devons le considérer
comme tel, d'après l'affirmation du chirurgien anglais·
Or, cette malade présente plus tard une affection de
la cornée, décrite sous le nom de kératite interstitielle
et qui se développe d'abord sur le même œil qui, quelque temps avant, était atteint de tumeur gommeuse de
la sclérotique. Cette affection de la cornée guérit
définitivement sous l'influence d'un traitement spécifique; les détails de symptomatologie manquent
malheureusement, et nous empêchent de faire un diagnostic rétrospectif certain. Cependant, malgré cette
lacune, n'est-on pas en droit de supposer, sans trop
de témérité, que cette kératite interstitielle intense
survenant chez une malade qui avait déjà présenté des
gommes de la sclérotique, qui est la continuation anatomique de la cornée, n'est autre chose qu'une gomme
de cette dernière membrane.

OBSERVATION IV.

Cette observation et les deux suivantes ont été recueillies à la clinique
ophthalmologique de l'Hôtel-Dieu de Lyon.

Le nommé Jean D.., agé de 37 ans, exerçant la profession
de corroyeur, entre à la clinique le 30 août 1880.

L'affection pour laquelle il entre, et qui siège sur l'œil droit, a débuté il y a quatre ou cinq jours, sans cause appréciable. L'exudat que l'on constate sur la cornée au moment de l'entrée, aurait débuté par la périphérie, en haut, et aurait gagné peu à peu le centre.

Le malade dit y voir très mal, comme à travers un nuage.

On constate sur la cornée de l'œil droit un *exsudat* occupant la moitié supérieure. Des vaisseaux y arrivent en petit nombre.

L'iris est lent à se mouvoir ; la pupille est peu dilatable par la lumière et l'atropine.

On porte le diagnostic de kératite parenchymateuse et on institue le traitement suivant : Seton ; iodure de potassium, un gramme cinquante, instillation d'atropine.

8 septembre. — Quelques vaisseaux se montrent à la partie supérieure de la cornée.

9 septembre. — Etat inflammatoire aigu. — Iodure de potassium, deux grammes cinquante ; — Cataplasmes.

11 septembre. — Vaisseaux scléroticaux très développés. — Douleur à la pression, en haut sur le globe. La pupille se dilate peu malgré l'atropine. — Irido-choroïdite probable. — Traitement : Compresses tièdes ; onctions avec onguent napolitain belladoné, atropine.

15 septembre. — Toujours de l'inflammation. — Pommade au précipité jaune.

27 septembre. — Un peu de cyclite ; — Agrandissement de la chambre antérieure.

Traitement : purgation au calomel ; onguent napolitain ; atropine.

1er octobre. — Moins d'inflammation, cependant l'iris ne se dilate pas.

8 octobre. — La pupille se dilate pour la première fois par l'atropine.

14 octobre. — L'œil a meilleur aspect ; la vision revient.

16 octobre. — Iris atrophié par place, surtout à la partie interne, tremulus iridien limité à ce point. Une tache légère

persiste sur la cornée. Troubles diffus du corps vitré avec mouches volantes.

17 octobre. — Le malade sort. Il va bien.

RÉFLEXIONS

Dans cette observation on ne parle pas de la syphilis : les renseignements sur ce sujet manquent absolument. Malgré cela nous avons cru devoir la publier et considérer le malade qui en fait le sujet comme syphilitique. En effet, il a présenté un trouble diffus du corps vitré et nous considérons cette affection comme un symptôme presque caractéristique de la syphilis tertiaire. De plus, il a été traité et amélioré par l'iodure de potassium : Ce médicament a été continué jusqu'à la fin et le malade est sorti guéri. Enfin, l'affection cornéenne se rapproche assez de ce que nous décrivons comme gomme de la cornée : infltrat cornéen, s'accompagnant d'une inflammation d'intensité moyenne et d'une iritis à symptômes subaigus, et survenant chez un homme que l'on peut considérer comme syphilitique.

OBSERVATION IV

La nommée Hélène G... entre à la clinique, le 10 août 1882. Elle est âgée de vingt-neuf ans et exerce la profession de marchande de poisson. L'histoire pathologique de cette malade se résume ainsi : Comme antécédents elle nie la syphilis ; mais elle a eu deux fausses couches, l'une survenue au deuxième mois de la grossesse, l'autre au troisième mois, puis deux enfants morts en bas âge, l'un, à trois mois, l'autre, à dix-huit mois.

Au mois de mars dernier, elle fut atteinte d'une affection de l'œil gauche qui dura environ sept semaines, et qui consista en un trouble de la vue s'accompagnant de rougeur et de larmoiement.

L'affection actuelle a débuté il y a un mois par un trouble progressif de la vue. Les yeux sont devenus rouges, larmoyants. La malade éprouve de temps en temps des douleurs lancinantes dans la région temporale, surtout à gauche ; un peu de photophobie.

Au moment de l'entrée on constate : Les conjonctives palpébrales sont injectées, surtout la droite ; l'œil de ce côté est larmoyant.

Le globe de l'œil droit présente une injection intense surtout autour de la cornée : cette membrane est envahie par des vaisseaux à la partie supérieure. L'œil gauche présente à peu près les mêmes symptômes, mais à un degré bien moindre.

Les deux cornées présentent un trouble grisâtre, avec *quelques points plus foncés* ; celle de l'œil droit est plus trouble, surtout dans sa moitié supérieure.

Les pupilles paraissent normalement dilatées.

L'acuité visuelle n'est que de 2/5o.

On porte le diagnostic de kératite parenchymateuse double.

12 août. — Pommade au précipité jaune — Iodure de potassium, 1 gramme — Atropine dans la journée.

15 août. — Iodure de potassium, 1 gramme 5o.

16 août. — Iodure de potassium, 3 grammes — Atropine.

2 septembre. — La malade sort en voie de guérison : le traitement sera continué à la consultation gratuite.

RÉFLEXIONS

On peut dire que la malade a présenté tous les symptômes que nous attribuons aux gommes de la

cornée. Un seul point reste obscur : c'est l'origine
syphilitique ; cependant, n'est-on pas autorisé à l'admettre ? Il est vrai que la femme Hélène G... nie la
syphilis ; mais on sait combien il est difficile d'obtenir
des réponses exactes de la part des malades que l'on
interroge, surtout lorsque l'interrogatoire porte sur
ces questions si délicates qui ont trait aux affections
vénériennes. Nous avons vu pour notre part des per-
sonnes opposer les dénégations les plus formelles,
alors que les faits étaient absolument évidents. Il est
certain qu'en clinique, on doit le plus souvent se con-
tenter de preuves qui ne sont pas toujours aussi concluantes que celles qui, chez notre malade, plaident
en faveur de la syphilis. Nous voulons parler des
faits presque pathognomoniques qui ont été signalés
au début de l'observation : deux avortements succes-
sifs et deux enfants morts en bas âge.

OBSERVATION VI.

La nommée Marie V..., âgée de quarante-quatre ans, exerçant à Lyon la profession de dévideuse, se présente à la consultation gratuite le 10 mai 1882.

Syphilis avérée. — Début de l'affection il y a deux ans.

Un peu de rougeur des paupières ; un peu d'hypotonie du
globe droit.

La cornée droite présente une kératite *infiltrante* syphilitique avec un peu d'iritis consécutive.

Le traitement institué est : Iodure de potassium et sirop de
Gibert.

Le 15 mai la malade se représente à la consultation et on

on state une amélioration notable. — Le traitement est continué et l'iodure porté à 1 gr. 50.

Le 22. Persistance de l'amélioration. — On continue le traitement.

RÉFLEXIONS

Cette observation ayant été recueillie à la consultation gratuite manque malheureusement de toute espèce de détails. Nous avons cru cependant devoir la signaler ici, car les faits qui y sont rapportés, nous ont paru caractéristiques : syphilis avérée,—infiltrat de la cornée s'accompagnant d'une iritis légère, — amélioration rapide par le traitement spécifique seul, tout cela est bien en faveur du diagnostic de gomme de la cornée.

OBSERVATION VII.

Cette observation et les trois suivantes ont été empruntées à la thèse du docteur Lacombe (Paris 1879).

X..., 25 ans, bonne santé habituelle, constitution robuste ; syphilis en 1874 ; chancre induré ; consécutivement roséole et syphilides buccales. Plus tard syphilides ulcéreuses des jambes, ayant laissé de vastes cicatrices indélébiles.

Traitement divers : protoiodure de mercure ; bains de sublimé ; iodure de potassium.

En juin 1878, syphilide ulcéro-croûteuse couvrant toute la lèvre supérieure et envahissant le nez. Tuméfaction considérable de la lèvre. Pansement au taffetas de Vigo, sirop de

Gibert. Guérison complète vers le 23 août. Le traitement est suspendu.

Dans les derniers jours de septembre, accidents nouveaux, à savoir : 1° Syphilide ulcéro-croûteuse occupant la région du genou, très profonde ; 2° Iritis, deux synéchies postérieures ; 3° Kératite interstitielle *caractérisée par une tache opaline* à la partie externe de la cornée, et à égale distance du centre et de la circonférence : injection périkératique intense.

Traitement : trois cuillerées par jour de sirop d'iodure de potassium (3o grammes pour 5oo) ; concurremment une à deux pilules de protoiodure de mercure de 0,05 centig. chaque. Collyre à l'atropine.

Le 9 octobre il y a déjà une grande amélioration.

Le 14, la tache opaline de la cornée a presque complètement disparu. Les synéchies postérieures persistent. Cicatrisation presque complète de la syphilide ulcéro-crouteuse du genou.

Le 23, il ne reste plus trace de la tache cornéenne.

Le 28, apparition d'une syphilide ulcéreuse au prépuce, qui s'élargit et prend une extension considérable; elle n'est cicatrisée que vers le 20 novembre.

Depuis cette époque le malade a été revu à plusieurs reprises. Il n'est survenu aucun accident nouvau. La cornée a la transparence normale, la vue est parfaite.

RÉFLEXIONS

Nous avons ici un homme qui, en pleine période d'accidents syphilitiques tertiaires, présente une *tache opaline* de la cornée. Cette tache pour laquelle, à part l'atropine, il n'est pas institué d'autre traitement que celui qui s'adresse aux accidents syphilitiques disparaît en même temps qu'eux. Nous croyons inutile d'insister davantage.

OBSERVATION VIII

Publiée par M. Galezowski.

Madame Françoise X..., trente-cinq ans, cuisinière à Deauville, nous est adressée par notre excellent ami le docteur Paul, le 15 septembre 1877. Elle est d'une force et d'une vigueur peu communes chez les femmes. A peine mariée, il y a 10 ans, elle contracta la syphilis. Après deux mois de traitement, l'intensité même des accidents secondaires la force à entrer à l'hôpital Saint-Antoine, dans le service du regretté professeur Lorain, où elle a eu à plusieurs reprises des défaillances et des attaques de nerfs, phénomènes qu'elle n'a jamais éprouvés avant son mariage. La malade nous dit qu'elle a toujours eu quelque accident jusqu'en 1874, à cette époque, de faible et débile qu'elle était, elle redevient forte et recouvre son embonpoint. En mars 1877, elle est prise d'une phlébite, qui a provoqué pendant six semaines des douleurs rhumatismales, ainsi que du gonflement dans les deux membres inférieurs. Ces douleurs et ce gonflement avaient notablement diminué, sans cependant cesser tout à fait, lorsque, il y a sept semaines, ils disparurent complètement, tandis que les deux yeux commençaient à se voiler, l'œil droit plus fortement que le gauche. Elle a une double kératite interstitielle syphilitique des plus marquées.

On remarque en effet, à la partie supérieure de la cornée gauche, et à la partie externe de la droite, une tache qui s'étend du bord sclérotical jusqu'à quatre à cinq millimètres vers le centre. C'est une tache blanc grisâtre, un peu diffuse sur les bords, et déjà vascularisée sur toute son étendue dans l'œil gauche; l'injection périkératique est assez intense dans le dernier œil.

La malade éprouve des douleurs périorbitaires très intenses pendant une dizaine de jours, lesquelles ne cèdent qu'à une application de sangsues et à un traitement mixte anti-syphilitique. Elle est soumise en outre aux instillations d'atropine et aux douches de vapeur. Sous l'influence de ce traitement, administré pendant trois mois et demi consécutifs, la kératite a complètement guéri sans laisser de traces, et la malade pouvait reprendre ses occupations vers les premiers jours de janvier.

RÉFLEXIONS

Les symptômes décrits dans cette observation ressemblent exactement à ceux que nous avons observés chez le malade qui nous sert de type (observation I) : Tache blanc grisâtre, un peu diffuse sur les bords. Injection périkératique. Ils se montrent chez une femme atteinte de syphilis depuis 10 ans. Nous nous croyons autorisés à conclure que la cornée aurait présenté les mêmes lésions anatomiques que celle de notre malade, et que la femme Françoise X... était atteinte d'une gomme de la cornée.

OBSERVATION IX

Publiée par M. Galezowski.

M. le comte de L...., âgé de vingt-cinq ans, contracta la syphilis il y a cinq ou six ans. Il avoue avoir eu quelques mois après des accidents secondaires contre lesquels il n'a suivi qu'un traitement irrégulier et insuffisant. Il est faible,

chétif, et souffre depuis plusieurs années d'une bronchite à
répétition, ce qui fait supposer à M. Fournier l'existence
d'une tuberculose. C'est au commencement du mois de juillet
que le comte de L..., a été pris d'une inflammation de l'œil
gauche, avec une injection périkératique intense et de légères
douleurs périorbitaires. Nous avons pu constater l'existence
d'un trouble léger de la cornée, avec un dépôt plastique au
centre, ayant une teinte opalescente. Nous avons cru devoir
rattacher cette affection, *qui en apparence ressemblait à un
abcès*, à la cause syphilitique, et nous avons soumis le malade au traitement par les frictions hydrargyriques et par
l'iodure de potassium.

Au bout de trois semaines de ce traitement un mieux sensible s'est déclaré; la tache a disparu complètement ainsi
que la rougeur périkératique, et le malade a pu se rendre aux
eaux sulfureuses des Pyrénées, pour suivre une cure que
réclamait l'état de ses poumons,

Revu le 18 octobre. Guérison complète.

RÉFLEXIONS

Cette observation présente un point faible, c'est la
coexistence de la tuberculose. Mais nous nous ran-
geons absolument à l'opinion du docteur Galezowski,
qui n'hésite pas à considérer l'affection cornéenne
comme d'origine syphilitique. Il a du reste en sa
faveur l'efficacité rapide du traitement spécifique.
Nous reviendrons sur cette observation après la suivante.

OBSERVATION X

Cette observation, recueillie par le docteur Lacombe, est relative à la malade Françoise X..., qui a déjà fait le sujet de l'observation VIII.

Cette malade avait complètement guéri, ainsi que nous l'avons vu, lorsque, le 7 octobre 1878, c'est-à-dire près d'un an après, elle revint à la clinique pour une *iritis gommeuse* des deux yeux, dont elle est atteinte depuis un mois. Cette iritis présente tous les caractères de l'iritis syphilitique : les pupilles sont à demi dilatées par l'atropine, et ne présentent que quelques dépôts pigmentaires; l'iris est boursouflé dans tout son bord pupillaire, et présente une teinte jaune cuivré avec une saillie gommeuse très marquée dans l'œil droit.

Quant à la cornée, elle conserve sa transparence complète dans les deux yeux, jusque vers le 20 octobre. A cette époque, on voit se développer une kératite interstitielle limitée au segment inférieur des deux cornées. Les douleurs périorbitaires, peu marquées jusque là, atteignent une intensité considérable, et sont bientôt accompagnées de larmoiement et de photophobie.

Lorsque nous revoyons la malade dans les premiers jours de novembre, nous trouvons les yeux larmoyants, les paupières supérieures complètement abaissées; les douleurs sont un peu moins fortes qu'au début. La vision est à peu près nulle, c'est à peine si la malade distingue le jour et la nuit. L'injection périkératique est des plus intenses ; au centre de l'infiltration interstitielle, qui n'a pas gagné en surface, nous apercevons une tache plus opaque, plus grande à droite, *simulant parfaitement un abcès* dans l'épaisseur du parenchyme cornéen.

La malade est soumise aux frictions mercurielles, tandis qu'on prescrit comme régime interne le sirop de Gibert. Le traitement local consiste dans l'instillation de quatre gouttes d'atropine par jour.

Dans les premiers jours de décembre, on substitue au sirop de Gibert l'iodure de potassium, et la duboisine à l'atropine, qui reste sans effet.

Vers le 15 décembre, un mieux sensible s'est produit, l'injection périkératique a un peu diminué; les pupilles sont dilatées. Les dépôts blanchâtres cornéens se résorbent progressivement. Enfin les symptômes, douleur, photophobie, ont à peu près cessé.

Le 30, la résorption des opacités continue; la malade se trouve beaucoup mieux; elle commence à pouvoir distinguer assez nettement les objets.

RÉFLEXIONS

Ces deux dernières observations, que nous avons à dessein réservées pour la fin, nous paraissent concluantes. Nous avons été frappé, en les lisant, des nombreux points de ressemblance qu'elles présentent avec la nôtre. Dans ces deux cas, comme pour notre malade, la lésion cornéenne se développe chez des sujets syphilitiques et dont la syphilis paraît être à la période tertiaire. Celle de M. L..., date de cinq ou six ans; celle de Mme Françoise X..., remonte à onze ans. De plus, l'affection est précédée des mêmes symptômes d'inflammation subaiguë : douleurs périorbitaires, photophobie, injection périkératique; elle se montre avec les mêmes signes objectifs. Chez la malade Françoise X..., c'est une infiltration interstitielle, au milieu de laquelle on aperçoit une tache plus opaque, simulant parfaitement un abcès, et, circonstance importante, l'affection coïncide avec l'existence d'une iritis gommeuse. Chez le comte de L..., on constate l'existence d'un trouble léger de la cornée avec un dépôt plastique au centre, ayant une teinte opalescente, et ressemblant à un abcès. Ce sont absolument les symptômes que nous avons observés et décrits chez le malade de l'observation I ; du reste, le diagnostic porté dans notre cas, et d'après les symptômes cliniques seuls, a été à peu près le même que celui qui a été porté dans les cas cités par le docteur Lacombe. Ce n'est que lorsque l'autopsie a été faite, et d'après les caractères anatomiques rapprochés de l'observation clinique, qu'il a été permis de reconnaître dans la lésion de notre malade une gomme. On peut supposer, sans trop de présomption, que les cornées des malades cités par le docteur Lacombe, auraient présenté les mêmes lésions anatomiques si elles avaient pu être examinées.

CHAPITRE IV

**Étiologie. — Symptomatologie.
Diagnostic. — Pronostic. — Traitement.**

Dans ce chapitre nous avons cherché à constituer l'histoire clinique des gommes de la cornée, d'après ce que nous avons pu observer nous-même, et d'après les renseignements qui nous ont été fournis par les diverses observations que nous avons étudiées dans les chapitres précédents.

Il est bien évident que nous n'avons pas la prétention de donner une description complète et absolue des tumeurs gommeuses de la membrane transparente. Notre seul but, est d'attirer l'attention des chirurgiens, afin que, lorsqu'ils se trouveront en présence d'une lésion cornéenne semblable à la nôtre

se développant chez un syphilitique à la période tertiaire, ils puissent se demander s'il n'ont pas à faire à
une gomme de la cornée, et diriger dans ce sens leur
examen et leur traitement.

ÉTIOLOGIE

La gomme de la cornée apparaît à la même époque
que les autres gommes, c'est-à-dire à partir de trois
ou quatre ans après l'apparition de l'accident primitif. Chez notre malade elle s'est développée au bout
de la dixième année : c'est à peu près l'époque
moyenne de l'apparition des accidents tertiaires.

C'est une affection peu fréquente. Fournier dé-
clare que la cornée n'est que rarement affectée par
la syphilis, et il en a vue la kératite interstitielle syphilitique. Les gommes cornéennes, qui ne sont pour ainsi
dire qu'une variété de kératite syphilitique, sont, à
plus forte raison, rares, et c'est ce qui explique le
silence des auteurs à leur égard.

SYMPTOMATOLOGIE

Les gommes de la cornée se rapprochent beaucoup
par leurs symptômes de la kératite suppurative.

Symptômes objectifs. — On constate sur la cornée
un trouble grisâtre, une infiltration qui devient chaque jour plus opaque, plus apparente.

A un moment donné cette infiltration présente un
caractère qui, comme nous l'avons vu, a frappé plu-

sieurs observateurs : elle simule un abcès profond de la cornée. Cette comparaison est très exacte et rend compte non seulement de l'aspect, mais aussi du siège de la lésion. En effet, l'opacité se développe profondément, presque immédiatement au-dessous de la membrane de Descemet, comme nous avons pu le voir sur notre pièce anatomique, et comme on peut le constater sur la figure que nous avons jointe à ce travail.

Cette infiltration des couches profondes ne se développe pas sans provoquer quelques accidents inflammatoires : Outre les symptômes douloureux que nous étudierons plus loin en même temps que les signes fonctionnels, on voit apparaître une légère vascularisation, venant de la sclérotique, et qui converge à travers le parenchyme cornéen, vers l'infiltrat, au-devant duquel elle forme un fin réseau.

Le globe participe à l'injection, qui est surtout intense dans la région périkératique ; les vaisseaux de la conjonctive sont également injectés.

Enfin, un caractère particulier, qui a été signalé par Fournier, à propos de ce qu'il appelle la kératite syphilitique diffuse, et que nous avons retrouvé chez notre malade, c'est l'apparition à la circonférence de la cornée de petites papules ou papulo-vésicules, de coloration jaunâtre, et du volume d'une demi-tête d'épingle environ.

Si on examine la cornée au moyen de l'éclairage oblique, on constate qu'elle a conservé le brillant et le poli qu'elle présente à l'état physiologique. Ce moyen d'exploration permettra en même temps de se rendre compte de la profondeur de l'infiltrat.

Signes fonctionnels. — La maladie se révèle au patient par un trouble progressif de la vue qui va chaque jour en augmentant, à mesure que l'opacité devient plus forte. Ce .trouble de la vision n'est pas dû seulement à la tache cornéenne, mais aussi à un léger degré d'iritis, qui, comme nous le verrons, accompagne le plus souvent l'affection de la cornée.

Outre le trouble visuel, le malade a de la photophobie, du larmoiement, et des douleurs périorbitaires. Ces derniers symptômes, qui n'ont pas un caractère très aigu, peuvent, comme chez notre malade, être d'abord intermittents et devenir ensuite continuels.

Complications. — La gomme de la cornée s'accompagne le plus souvent d'iritis ; cependant nous croyons que cette complication peut manquer comme dans les observations II, V, VI, IX. L'iritis, jointe aux autres symptômes inflammatoires, peut, jusqu'à un certain point obscurcir le diagnostic et faire ressembler l'affection à un abcès de la cornée, dont elle se rapproche un peu par les symptômes physiques. Cependant, nous croyons que l'affection irienne n'a pas les symptômes aigus qu'elle présente lorsqu'elle vient compliquer une kératite suppurative ; par son allure subaiguë, par le peu d'intensité des névralgies qu'elle provoque, relativement aux symptômes inflammatoires, elle se rapproche plutôt de l'iritis syphilitique. Enfin, lorsque, comme dans l'observation X, on a affaire à une iritis condylomateuse, nous croyons que le diagnostic de la gomme de la cornée n'en est que plus facile et plus certain.

DIAGNOSTIC

Nous n'insisterons pas sur le diagnostic : nous croyons avoir déjà assez dit à ce sujet dans le chapitre II (page 23), lors de la discussion des symptômes cliniques fournis par notre malade, et nous craindrions de nous répéter. Nous rappellerons, cependant en peu de mots, les caractères distinctifs les plus importants :

Les tumeurs gommeuses de la cornée se distinguent :

1° *De la kératite interstitielle.*— Par les antécédents du malade, par l'époque de l'apparition (syphilis tertiaire), par la présence d'un ou plusieurs points blancs grisâtres, épais, profonds, simulant des abcès, par le siège de l'infiltrat dans un point déterminé, situé le plus souvent à la périphérie et dans lequel il reste limité et stationnaire pendant toute la durée de la maladie, enfin par l'intégrité des couches antérieures et de l'épithélium ;

2° *De l'abcès aigu de la cornée.* — Par l'absence des symptômes inflammatoires aigus propres à cette affection, par la marche, par la durée, par l'absence d'ulcération et d'hypopion ;

3° *De l'abcès asthénique.* — Par l'âge et l'état général du sujet, par le siège plus profond et fixe, sans tendance à l'extension et à l'ulcération. On se rappellera aussi que les abcès asthéniques surviennent presque toujours chez des sujets qui ont déjà eu d'autres manifestations scrofuleuses sur la cornée, telles que kératite phlyctenulaire, ulcère, pannus, etc.

ANATOMIE PATHOLOGIQUE

Pour cette partie de l'histoire des gommes de la cornée, nous ne pouvons mieux faire que de renvoyer le lecteur à l'autopsie que nous avons décrite dans le chapitre II (page 19).

PRONOSTIC

Le malade que nous avons observé étant mort avant l'évolution complète de son affection cornéenne, nous sommes assez embarassé pour nous prononcer sur le pronostic des gommes de la cornée. Cependant, d'après les observations que nous avons étudiées, et aussi d'après ce que l'on sait sur l'efficacité du traitement spécifique dans les affections syphilitiques tertiaires, nous croyons que le pronostic des gommes de la cornée est relativement bénin, et que l'affection peut guérir en ne laissant qu'une tache insignifiante et même sans laisser de traces, si le traitement est institué à temps et poursuivi rigoureusement.

TRAITEMENT

Nous avons peu de choses à dire à propos du traitement : il consistera surtout dans le traitement spécifique des accidents tertiaires : iodure de potassium à haute dose. On pourra joindre à ce remède les anti-phlogistiques que l'on emploie habituellement dans les kératites et qui s'adresseront à l'iritis et aux accidents inflammatoires concomitants : instillations d'atropine, etc.

CONCLUSIONS

1° La syphilis, à la période tertiaire, peut se manifester sur la cornée sous la forme de gommes.

2° La gomme de la cornée se caractérise par un dépôt plastique, blanc grisâtre, simulant un abcès, et siégeant dans les parties profondes du parenchyme cornéen. Elle s'accompagne d'accidents inflammatoires subaigus.

3° Cette affection est justifiable du traitement spécifique et peut aboutir à une guérison complète.

INDEX BIBLIOGRAPHIQUE

Velpeau. — Dictionnaire de médecine en 3o volumes. Article Cornée, p. 85.

Sichel. — Iconog. ophth. Art. Kératite ponctuée.

Desmarres. — Maladies des yeux.

Lancereaux. — Traité théorique et pratique sur la syphilis.

Hutchinson. — On the different forms of inflammation of the eye, conséquent of inherited syphilis. Opth. hosp. Reports, 1857.

Hutchinson. — Clinical memoir on certain deseases of the eye, and ear conséquent of inherited syphilis, 1863.

Hutchinson. — Syphilitic Keratitis at an anusualy early age. In the Lancet, 18 décembre 187:.

Van Oordt. — Des tumeurs gommeuses. Th. de Montpellier. 1859.

Stanley. — Médical Times and Gay. Juin 186o.

Calligo. — Annales d'oculistique, 186o.

Calligo. — Gazette médicale de Lyon, 1863.

Follin. — Traité de pathologie externe, 1861.

Lawrence. — Klin. moratoblatter 1863.

Lawrence. — Annales d'oculistique, 1864.

Haller. — Annales d'oculistique, 1864.

W. WATSON. — On the interst. Keratitis of inherited syphilis. Oph. hosp. Rep. 1864.

ROLLET. — Traité des maladies vénériennes, 1865.

DUCHÉ. — Etats morbides de la cornée. Th. de Paris, 1866.

TAYLOR. — Ophthalmie Review. Avril 1866.

MOOREN. — Ophthalm. Beobachtungen, 1867.

JAOUL. — De la Kératite parenchymateuse. Th. de Paris, 1871.

PANAS. — Bulletin de la société de chirurgie de Paris. Séance du 15 novembre 1871.

PANAS. — Archives d'ophthalmologie, 1881.

PANAS. — Leçons sur les Kératites.

GALEZOWSKI. — Traité des maladies des yeux, 1872.

MELIZAU. — Des taches de la cornée et de leur traitement. Th. de Montpellier, 1873.

LE DAUPHIN. — De la Kératite interstitielle. Th. de Paris, 1875.

SŒMISCH ET HORNER. — Handbuch der Gesammten Angenheilkunde. Vol. IV, 1875.

DESMAZES. — De la Kératite interstitielle. Th. de Paris, 1875.

SWAEN. — Bulletin de l'Académie Royale de Belgique, 1876.

H. DIETLEN. — Casuisicthe Bertrage zur syphiliologie des Auges. Th. d'Erlangen, 1876.

LAFFITE. — De la Kératite parenchymateuse. Th. de Paris, 1879.

LACOMBE. — La Kératite interstitielle dans la syphilis acquise. Th. de Paris, 1879.

ELOUI. — Sur le tissu connectif de la Cornée. Th. de Lyon, 1880.

DABADIE. — De la Kératite parenchymateuse. Th. de Paris, 1880,

GAYET. — Dictionnaire de Dechambre. Article Cornée.

FOURNIER. — Leçons sur la syphilis, 1881.

HIGGENS. — Gummata of the sclerotic. British médical journal, 10 février 1883.

COUZON. — Contribution à l'étude de la Kératite interstitielle dans la syphilis héréditaire et dans la syphilis acquise. Th. de Paris, 1883.

BINET. — Du rôle de la syphilis dans la Cécité. Th. de Paris, 1883.

EXPLICATION DES FIGURES

FIGURE 1 — Lésion cornéenne représentée dans son ensemble (objectif nº 4, oculaire nº 2, Hartnach).

A. — Membrane de Bowmau et épithelium.

B. — Tissu cornéen.

C. — Membrane de Descemet.

D. D. — Accumulation de leucocytes formant la gomme.

E. — Région représentée dans la figure 2.

FIGURE 2. — Région E, réprésentée avec un plus fort grossissement (objectif nº 7, oculaire n· 2, Hartnach).

A, A. — Lames cornéennes séparées par des rangées de cellules embryonnaires.

B. — Lames cornéennes isolées au milieu de leucocytes.

C. — Leucocytes au milieu desquels on ne rencontre plus de traces de tissu cornéen.

D. — Éléments cellulaires ayant subi la dégénérescence graisseuse.

Imp. WALTENER ET Cᴵᵉ, rue Belle-Cordière, 14. — Lyon.

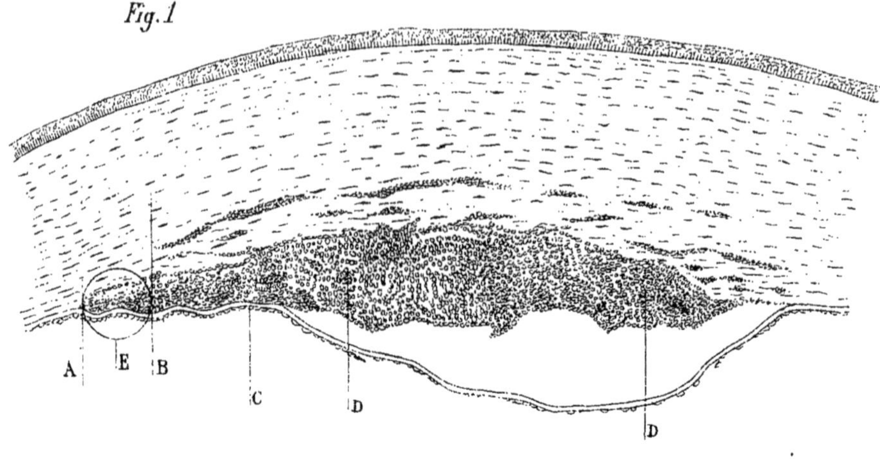

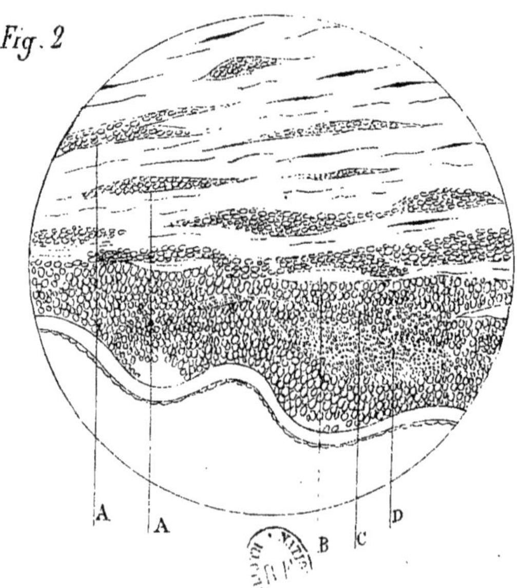

A. Denarié. ad nat. del